EXTRAIT DU JOURNAL DE MÉDECINE DE TOULOUSE.

OBSERVATIONS

SUR LES BONS EFFETS

DES BAINS ET DOUCHES DE VAPEURS MÉDICINALES

CONTRE DIVERS GENRES DE MALADIES,

PARTICULIÈREMENT

CONTRE LES DOULEURS RHUMATISMALES

ET LES

AFFECTIONS DARTREUSES,

RECUEILLIES

PAR M. LE DOCTEUR CANY,

MÉDECIN A TOULOUSE,

ANCIEN PRÉSIDENT DE LA SOCIÉTÉ DE MÉDECINE DE LA MÊME VILLE, MEMBRE DE
PLUSIEURS AUTRES SOCIÉTÉS SAVANTES, NATIONALES ET ÉTRANGÈRES,
CHEVALIER DE LA LÉGION-D'HONNEUR, ETC.

DANS SON ÉTABLISSEMENT DE BAINS DE VAPEURS,

SITUÉ

PLACE SAINT-PANTALÉON,

Vis-à-vis la Fontaine Monumentale, près la place des Puits-Clos.

TROISIÈME ÉDITION.

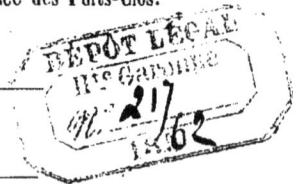

TOULOUSE,
IMPRIMERIE DE A. CHAUVIN,
RUE MIREPOIX, 3.

—

1862.

EXTRAIT DU JOURNAL DE MÉDECINE DE TOULOUSE.

OBSERVATIONS

SUR LES BONS EFFETS

DES BAINS ET DOUCHES DE VAPEURS MÉDICINALES

CONTRE DIVERS GENRES DE MALADIES,

PARTICULIÈREMENT

CONTRE LES DOULEURS RHUMATISMALES

ET LES

AFFECTIONS DARTREUSES,

RECUEILLIES

PAR M. LE DOCTEUR CANY,

MÉDECIN A TOULOUSE,

ANCIEN PRÉSIDENT DE LA SOCIÉTÉ DE MÉDECINE DE LA MÊME VILLE, MEMBRE DE PLUSIEURS AUTRES SOCIÉTÉS SAVANTES, NATIONALES ET ÉTRANGÈRES, CHEVALIER DE LA LÉGION-D'HONNEUR, ETC.

DANS SON ÉTABLISSEMENT DE BAINS DE VAPEURS,

SITUÉ

PLACE SAINT-PANTALÉON,

Vis-à-vis la Fontaine Monumentale, près la place des Puits-Clos.

L'efficacité des bains et des douches de vapeurs médicinales contre plusieurs genres de maladies chroniques, particulièrement contre les douleurs rhumatismales, les rhumatismes goutteux, les engorgements indolents des articulations, les affections dartreuses, les ulcères atoniques, etc., a été incontestablement prouvée depuis longtemps ; néanmoins un nombre considérable de médecins ignorent encore aujourd'hui les avantages que l'art de guérir peut retirer de ce puissant moyen, et les guérisons qu'il opère chaque jour,

même lorsque tous les remèdes ordinaires ont été infructueux.

Ayant fondé et dirigeant à Toulouse, depuis 1818, un établissement de bains de vapeurs (1), où des malades appar-
tenant à un grand nombre de communes du département de
la Haute-Garonne et des départements voisins ont été et
sont reçus journellement, ma position particulière m'a permis de remarquer fréquemment les bons effets de ces bains
dans le traitement des maladies que j'ai déjà nommées et de
plusieurs autres espèces d'affections. En conséquence, j'ai
pensé faire une œuvre utile en publiant le fruit de mes observations.

Avant d'entrer en matière, je ferai observer que *toutes les
saisons* sont favorables à l'administration des bains de vapeurs, mais surtout le printemps, l'été et l'automne, avantage bien précieux dont ne jouissent pas les bains des éta-
blissements thermaux des Pyrénées, qui ne peuvent être
fréquentés que pendant l'été seulement.

I. — MALADIES RHUMATISMALES

TRAITÉES AVEC SUCCÈS PAR LES BAINS DE VAPEURS.

Parmi les causes capables de produire les maladies rhumatismales, il n'y en a pas de plus puissantes que celles qui
suppriment la transpiration ou qui dérangent l'accomplisse-
ment de cette fonction. Ainsi, l'exposition du corps en sueur

(1) Cet établissement, que M. le docteur Cany a fait reconstruire à Toulouse, dans sa maison d'habitation, place Saint-Pantaléon, possède des appa-
reils propres à l'administration de toutes sortes de bains de vapeurs, soit pour
le bain entier, le demi-bain, le bain de siége, ou seulement le bain d'un seul
membre, soit pour la douche. Il se fait distinguer par sa propreté, sa salu-
brité, et par les soins éclairés que les malades y reçoivent constamment.
Les personnes peu fortunées y trouvent des logements économiques et les moyens
de s'y nourrir à peu de frais. (*Note du Rédacteur du* Journal de Médecine.)

à l'air frais ; les variations brusques et opposées de la température atmosphérique, surtout après qu'on a quitté les habits d'hiver ; le séjour des vêtements mouillés sur la peau ; l'habitation prolongée dans une chambre froide et humide ; l'exercice d'une profession dans laquelle le corps est exposé au froid humide, comme chez les blanchisseuses, les jardiniers, les corroyeurs, les tanneurs, les tuiliers, les potiers de terre, les cultivateurs, etc., telles sont les causes ordinaires des affections rhumatismales de toute espèce que l'on remarque principalement dans la classe de ces travailleurs et chez les anciens militaires.

Avant l'emploi des bains de vapeurs, les médecins appelés pour soigner les personnes atteintes de ces maladies tâchaient de rétablir la transpiration en prescrivant le repos dans un lit chaud et l'usage des boissons sudorifiques ; mais souvent, après avoir suivi ce régime durant plusieurs jours, la sueur n'arrivait pas, et le mal s'aggravait en se prolongeant.

Aujourd'hui, grâce à l'effet subit du bain de vapeur, la transpiration pouvant être rétablie dans quelques minutes, sans aucun assujettissement, ni fatigue, ni dégoût pour le malade, une couple d'heures suffisent, après la manifestation d'une des maladies occasionnées par une suppression de la transpiration, telles, par exemple, que celles appelées vulgairement *coup-d'air, courbature, torticolis*, etc., pour rétablir la santé dans son premier état.

Quant aux affections rhumatismales anciennes, l'expérience m'a prouvé également, depuis longtemps, que les bains de vapeurs conviennent mieux pour en opérer la guérison que tous les autres remèdes, sans en excepter même les bains d'eaux thermales et minérales des Pyrénées, dont l'usage, souvent infructueux, et toujours très-dispendieux pour les habitants éloignés de ces sources naturelles, ne peut être permis qu'aux malades riches.

A l'appui des réflexions qui précèdent, je me bornerai à

rapporter les faits suivants, pris parmi ceux qui se sont passés sous mes yeux, à Toulouse, dans mon établissement de bains de vapeurs, depuis l'année 1818 jusqu'en 1862, et dont il me serait facile d'augmenter considérablement le nombre dans chaque espèce de maladies.

1. — Courbature, guérie après un bain de vapeur.

Un officier sortit du spectacle, presque en sueur, vers le commencement du mois de février, sans prendre des précautions pour se défendre contre l'impression subite de l'air froid. Rentré dans son domicile, il ressentit des frissons. La nuit fut agitée, et le lendemain le malade ne put se remuer dans son lit sans éprouver de vives douleurs dans tous les muscles. Persuadé qu'une suppression de la transpiration avait donné naissance à sa maladie, l'officier se rendit tout souffrant dans mon établissement pour y prendre un bain de vapeur simple. Pendant ce bain le malade éprouva une abondante transpiration, qui fut suivie d'une amélioration sensible, et après le bain il ne ressentit plus aucune souffrance.

2. — Courbature, guérie après trois bains de vapeurs.

Une dame, âgée de 26 ans, après avoir dansé et valsé avec excès dans un bal, en février, sortit étant encore en sueur, et, malgré le manteau dont elle se couvrit, elle ne put se garantir contre l'air froid et humide de l'extérieur. Des frissons et un violent mal de tête se déclarèrent pendant le reste de la nuit, et persistèrent les jours suivants en s'accompagnant de douleurs et d'une grande lassitude dans tout le corps. La malade ayant vainement gardé le lit pendant plusieurs jours et fait usage de tisanes sudorifiques sans avoir pu obtenir la sueur, fut envoyée dans mon établissement pour y prendre les bains de vapeurs aqueuses. Trois de ces bains, après avoir provoqué chaque jour une abondante transpiration, suffirent pour rendre complétement la santé à la jeune malade.

3. — Courbature, guérie après cinq bains de vapeurs.

Une paysanne, des environs de Toulouse, travaillait dans un champ éloigné de son habitation, lorsqu'elle fut saisie par une grosse pluie qui traversa ses vêtements. Ayant gardé ses habits mouillés, pendant quelque temps, cette femme ne tarda pas à ressentir un refroidissement dans tout le corps, qui fut suivi d'une fièvre violente accompagnée de lassitude et de douleur à la tête. Cet état dura quarante-huit heures, et ne se termina point par la sueur, malgré les boissons chaudes dont la malade s'était gorgée. Les jours suivants, la fièvre persistant à un très-faible degré, ainsi que les autres symptômes, cette femme fut envoyée, en avril, dans mon établissement, où cinq bains de vapeurs simples suivis d'une sueur abondante amenèrent, dans l'espace de trois jours, une parfaite guérison.

4. — Douleur rhumatismale, fixée à l'épaule et au bras, guérie après six bains partiels de vapeurs.

Un marchand épicier, de Toulouse, âgé de 40 ans, était atteint depuis plusieurs jours d'une vive douleur rhumatismale à l'épaule et au bras droits, qui empêchait le mouvement du membre, et avait enlevé le sommeil et l'appétit. Les sangsues, les frictions opiacées n'ayant produit aucun bon résultat, le malade fut envoyé, en janvier, dans mon établissement pour y prendre les bains de vapeurs partiels. Trois de ces bains procurèrent une abondante sueur du bras ainsi que du corps, en général, et firent cesser totalement la douleur. Cependant le malade prit encore trois autres bains semblables, afin de consolider la guérison.

5. — Douleur rhumatismale, située au poignet, guérie après dix bains de vapeurs partiels.

Une femme, âgée de 50 ans, était affectée, depuis près de deux mois, d'une douleur rhumatismale, située au poignet, avec engorgement de l'articulation, contre laquelle elle avait déjà employé inutilement plusieurs remèdes appropriés. Envoyée, en mars, dans mon établissement, cette malade y fit usage de dix bains de vapeurs partiels, qui suffirent pour enlever la douleur, faire disparaître le gonflement de l'articulation et lui rendre la liberté de ses mouvements naturels.

6. — Douleur sciatique ancienne, guérie après huit douches de vapeurs

Une dame, âgée de 60 ans, était tourmentée, depuis plusieurs mois, par une douleur sciatique qui la privait de l'usage du membre affecté, ainsi que du sommeil, et avait altéré profondément sa santé. Après avoir appliqué inutilement, sur le siège de la douleur, des sangsues, des vésicatoires, des liniments, etc., la malade fut envoyée, en mai, dans mon établissement, où huit douches de vapeurs, prises dans l'espace de huit jours, suffirent pour faire cesser cette cruelle névralgie.

7. — Douleur sciatique ancienne, guérie après cinq douches de vapeurs.

Un employé à l'un des bureaux de l'octroi de Toulouse, âgé de 60 ans, éprouvait, depuis un mois et demi environ, une vive douleur sciatique qui s'étendait de la fesse jusqu'au genou. Le malade ne pouvait marcher sans souffrir beaucoup, et il avait perdu le sommeil et l'appétit. S'étant fait transporter, en juin, dans mon établissement, je lui conseillai l'usage des douches de vapeurs. Après la première douche, il ressentit une amélioration sensible, qui augmenta visiblement de jour en jour. Enfin, après la cinquième douche, la guérison fut parfaite ; il n'y a pas eu de rechute.

8. — Rhumatisme goutteux ancien, fixé sur les articulations des deux cuisses et des genoux, guéri après douze bains partiels ou douches de vapeurs.

Un propriétaire cultivateur, des environs de Toulouse, âgé de 70 ans, était atteint depuis plusieurs années de douleurs rhumatismales, occupant les articulations supérieures des os des cuisses et les articulations des genoux, avec gonflement de ces dernières. Le malade souffrait habituellement et marchait avec beaucoup de difficulté. Ce vieillard fut envoyé, en septembre, dans mon établissement, après avoir inutilement employé un grand nombre de remèdes. Douze bains ou douches de vapeurs ont suffi pour faire disparaître les douleurs, ainsi que les engorgements articulaires, et rendre la marche presque aussi facile qu'avant la maladie.

9. — Rhumatisme goutteux, fixé au genou et au pied, guéri après quinze bains de vapeurs.

Un chef ouvrier, âgé de 34 ans, était atteint, depuis plusieurs jours, d'un rhumatisme goutteux, siégeant aux articulations du genou et du pied droits, avec gêne considérable des mouvements du membre affecté. En outre, il lui était survenu au jarret une tumeur indolente, de la grosseur d'un œuf de poule, très-dure, et sans altération de la couleur de la peau. Le malade fut envoyé, en octobre, dans cet état, à mon établissement pour y prendre les bains de vapeurs. Après le cinquième bain, les douleurs furent calmées et la tumeur diminua un peu de son volume; au dixième bain, elle égala tout au plus la grosseur d'un œuf de pigeon, et les mouvements des articulations s'exécutè-

rent librement et sans souffrance. Enfin , après le quinzième bain de vapeurs, il ne resta plus aucune trace de la
maladie.

10. — Rhumatisme goutteux général , guéri après cinq bains de vapeurs.

Une femme , âgée de 54 ans, demeurant à Toulouse , su-
jette depuis plusieurs années à des attaques de rhumatisme
goutteux , fut affectée récemment de la même maladie. Cette
femme , ayant été traitée sans succès par les moyens ordinaires , fut transportée , en mars , dans mon établissement.
Le premier bain de vapeur produisit un soulagement mar-
qué ; après le deuxième bain , la malade put marcher avec
le secours d'un aide ; après le troisième bain , ses membres
avaient recouvré la liberté de leurs mouvements , ce qui
permit alors à cette femme de se rendre à l'établissement
sans aucun secours étranger. Deux autres bains de vapeurs
furent néanmoins administrés pour consolider la guérison.

11. — Rhumatisme général , guéri après quatre bains de vapeurs.

Une femme , âgée de 55 ans , était tourmentée depuis
longtemps par des attaques de rhumatisme général , qui se
renouvelaient fréquemment , et qui paraissaient avoir été
occasionnées par l'humidité de son habitation. La malade ne
pouvait exécuter aucun mouvement sans ressentir de très-
vives douleurs , et était privée du sommeil depuis huit
jours , lorsqu'elle fut transportée , en avril , dans mon établissement. A peine la sueur , provoquée par le premier
bain de vapeur , se fut manifestée , qu'il se fit une détente
générale , et les douleurs se calmèrent comme par enchante-
ment. A la suite du bain , la malade dormit profondément
pendant plusieurs heures. Après le second bain , l'amélioration fut encore plus sensible , et après le quatrième bain de

vapeurs la maladie avait entièrement disparu, et la marche
était aussi libre qu'auparavant.

12. — Rhumatisme général ancien, guéri après dix-huit bains de vapeurs.

Un propriétaire, habitant à Toulouse, était atteint, depuis environ deux mois, de douleurs rhumatismales fixées
sur tout le corps en général, mais principalement sur les
cuisses et les jambes. N'ayant obtenu aucun soulagement des
secours ordinaires de la médecine, le malade vint me con-
sulter, et il fut mis à l'usage des bains de vapeurs, en mai,
pendant dix-huit jours consécutifs. Durant l'emploi de ces
bains les douleurs disparurent peu à peu, le sommeil et
l'appétit revinrent ensuite, et la marche, devenue de plus
en plus facile, permit au malade d'abandonner les béquilles
dont il ne pouvait se passer auparavant.

13. — Douleurs rhumatismales anciennes, fixées aux ta- lons, guéries après sept bains ou douches de vapeurs.

M. ***, docteur en médecine, était atteint depuis plusieurs
mois de douleurs rhumatismales, fixées aux jambes et aux
pieds, mais surtout aux talons, ce qui gênait beaucoup les
mouvements de la marche. Après avoir employé divers remèdes sans succès, le malade se décida à se rendre, en octobre, dans mon établissement, où sept bains partiels ou
douches de vapeurs suffirent pour faire disparaître les douleurs ainsi que les engorgements articulaires qu'elles avaient
produits.

14. — Rhumatisme musculaire, guéri après dix bains ou douches de vapeurs.

Un ancien militaire, habitant à Toulouse, avait contracté,
dans les guerres de l'Empire, un rhumatisme musculaire,
dont le siége était principalement fixé au dos. Les douleurs

étaient continuelles, et le malade ne pouvait redresser son corps, ni tousser, ni se moucher, sans éprouver de très-vives souffrances. Envoyé, en mars, dans cet état, à mon établissement, je le mis à l'usage des bains de vapeurs simples. Dès le premier bain, le malade éprouva un soulagement notable, lequel alla en augmentant de jour en jour, et il suffit de dix bains de vapeurs pour opérer une parfaite guérison.

OBSERVATION ESSENTIELLE.

J'ai vu souvent le rhumatisme, véritable protée, prendre toutes sortes de formes et se présenter quelquefois avec un caractère si étrange, si extraordinaire, que les praticiens les plus instruits avaient méconnu son existence. Après avoir interrogé les malades pour découvrir la cause qui avait pu occasionner ces affections singulières, bizarres, j'ai presque toujours reconnu qu'un refroidissement subit ou l'action plus ou moins prolongée du froid humide, cause la plus ordinaire du rhumatisme, avait précédé l'apparition des premiers symptômes de la maladie, et que celle-ci avait cédé, avec plus ou moins de facilité, après l'emploi exclusif d'un certain nombre de bains de vapeurs sudorifiques administrés dans mon établissement. Dès lors il m'a paru convenable, dans tous les cas de maladies chroniques rebelles, présentant de l'obscurité sous le rapport du diagnostic, d'avoir recours, comme pierre de touche, aux bains de vapeurs sudorifiques, réitérés pendant trois ou quatre jours consécutifs, moyen qui a suffi pour éclairer mon jugement et dont j'ai obtenu toujours de bons effets.

II. — MALADIES DARTREUSES

TRAITÉES AVEC SUCCÈS PAR LES BAINS DE VAPEURS.

Chargée, entre autres fonctions, de rejeter au dehors,

par les vaisseaux exhalants dont elle est abondamment pour-
vue, les résidus ou excréments provenant de la nutrition de
nos organes, la peau demande à être entretenue dans un
état habituel de propreté. C'est surtout à l'oubli de cette
règle hygiénique et aux conséquences qui en sont la suite,
indépendamment des causes prédisposantes particulières,
qu'il faut attribuer la naissance de la plupart des maladies
dartreuses qui affligent si souvent les classes laborieuses.

D'accord avec tous les médecins observateurs, anciens et
modernes, j'ai remarqué que, dans le plus grand nombre
des affections dartreuses, la transpiration de la peau est
presque nulle, et même, dans quelques cas, interrompue
entièrement, et que cette fonction se rétablissait par degrés
successifs à mesure que s'opérait la guérison.

Or, on ne sait pas assez que le bain de vapeurs est de
tous les moyens celui qui agit le mieux pour nettoyer la
peau, l'adoucir, lui donner de la souplesse, et entretenir ou
rétablir les fonctions de la transpiration. L'expérience m'a
démontré qu'on atteint plus sûrement le but, sous tous ces
rapports, à l'aide d'un seul bain de vapeur, qu'on ne pourrait l'espérer en prenant successivement un certain nombre
de bains d'eau tiède. Voilà pourquoi les bains de vapeurs
doivent être considérés comme un excellent moyen préser-
vatif contre toutes les maladies de la peau.

De plus, les bains de vapeurs jouissent et jouiront toujours
de la réputation justement méritée de guérir les maladies
dartreuses mieux et beaucoup plus vite que les autres
moyens médicinaux, et, le plus souvent, sans le secours
d'aucun remède pris à l'intérieur.

En effet, les bains de vapeurs, soit par l'excitation modérée et réitérée qu'ils produisent sur la peau, en général, et
dans les parties affectées, en particulier, dont les effets sont
si favorables à la résolution des engorgements des tissus mor-
bides, soit par l'activité quotidienne qu'ils donnent à l'éva-
cuation de la transpiration cutanée, véritable émonctoire par

lequel sont expulsées les humeurs de mauvaise qualité, soit
à cause de ces deux effets réunis, soit aussi par l'action sur
les surfaces dartreuses de vapeurs médicinales jouissant de
propriétés spécifiques, dont le bain se trouve dans certains
cas composé ; les bains de vapeurs, je le répète, sont beaucoup plus efficaces pour guérir les maladies de la peau que
tous les autres remèdes ordinairement employés.

En outre, les bains de vapeurs procurent aux malades une
grande économie de temps et de dépense, et, ce qui est plus
important, ils permettent d'affranchir les organes digestifs de
l'usage de cette foule de médicaments dégoûtants, dont,
avant la découverte de ces bains, on gorgeait les malades
durant plusieurs mois consécutifs et quelquefois pendant des
années entières, non-seulement sans aucun succès, mais au
contraire au grand préjudice de leur santé.

Les observations que je vais rapporter justifieront les réflexions qui précèdent. Mais auparavant, je citerai plusieurs
exemples de maladies psoriques plus ou moins graves rapi-
dement guéries par les bains de vapeurs sulfureuses.

1. — Gales récentes, guéries par les bains de vapeurs sulfureuses (1)

Un enfant, âgé de 3 ans, contracta la gale d'une domesti-
que de la maison, et l'on ne s'aperçut de l'existence de cette
maladie qu'après qu'elle se fut manifestée sur deux autres
enfants de la même famille, l'un âgé de 6 ans, l'autre de
9 ans. Ces quatre galeux se transportèrent dans mon établissement, en février, pour y prendre les bains de vapeurs.
La gale céda chez les deux enfants aînés après le cinquième

---

(1) Il est généralement reconnu aujourd'hui que les bains de vapeurs sulfureuses sont le meilleur traitement à opposer à la gale, sous tous les rapports,
car il est le plus actif, le plus facile à exécuter, le plus propre et le plus économique. Employé dès le début de cette maladie contagieuse, la guérison peut
être obtenue dans deux ou trois jours seulement.

bain de vapeurs sulfureuses ; mais chez le plus jeune, elle ne disparut qu'après le dix-neuvième bain, à cause de l'impossibilité de garder cet enfant dans le bain durant le temps nécessaire. Quant à la bonne des enfants, elle fut guérie après le sixième bain de vapeurs.

2. — Gale invétérée, guérie après quinze bains de vapeurs sulfureuses.

Une demoiselle, âgée de 25 ans, était atteinte depuis longtemps, sans le savoir, d'une gale fort intense, qui, d'abord méconnue, avait été attribuée à une âcreté du sang, et traitée par les remèdes dépuratifs sans aucun succès. Cette maladie ayant été mieux étudiée, fut ensuite combattue par des pommades soufrées administrées en frictions, mais inutilement, ce qui décida cette jeune personne à demander, en avril, les secours de mon établissement. La malade y fit usage des bains de vapeurs simples et sulfureuses alternativement. En peu de temps elle éprouva une amélioration sensible ; les démangeaisons se calmèrent de jour en jour, les boutons disparurent, et après le quinzième bain de vapeurs, la guérison était parfaite.

3. — Gale pustuleuse, répandue sur toutes les parties du corps, guérie après seize bains de vapeurs sulfureuses.

Un propriétaire, âgé de 44 ans, était atteint depuis plusieurs mois d'une gale pustuleuse, répandue sur toute la peau, qui présentait en certains endroits des plaques dartreuses très-larges. Cette affection était accompagnée d'un prurit fort incommode qui avait enlevé le sommeil, l'appétit et l'embonpoint. Ayant épuisé, sans aucun fruit, les secours ordinaires de la médecine, le malade se rendit, en septembre, dans mon établissement, pour y prendre les bains de vapeurs sulfureuses. Deux bains, administrés chaque jour, pendant huit jours, suffirent pour procurer la guérison.

4. — Gales invétérées, chez une nourrice et son enfant, guéries, pendant l'allaitement, par les bains de vapeurs sulfureuses.

Mme ***, âgée de 22 ans, domiciliée à Toulouse, eut la gale longtemps avant son mariage; elle fut traitée très-imparfaitement au moyen de pommades soufrées, car elle n'avait pas cessé de voir de temps en temps, depuis cette époque, se manifester à la peau quelques boutons de gale, accompagnés de vives démangeaisons. Cette dame devint enceinte, et accoucha à terme d'une fille assez bien portante, qu'elle allaita de son propre lait; mais, trois mois après sa naissance, l'enfant commença à dépérir jusqu'au cinquième mois, époque à laquelle le médecin de la famille conseilla l'usage des bains de vapeurs sulfureuses à la mère et à l'enfant en même temps. Lorsque ces deux malades se présentèrent dans mon établissement, la peau, chez l'une et chez l'autre, était couverte d'une abondante éruption de boutons de gale, qui occasionnaient un prurit continuel; le sommeil était perdu. Chez la petite malade, la digestion ne se faisait presque plus; le lait maternel était rendu par le vomissement et par les selles peu de temps après avoir été pris; la fièvre hectique s'était déclarée et avait déjà occasionné une maigreur extrême. Ce fut dans cet état que la mère et son enfant commencèrent leur traitement. Pendant l'usage des bains de vapeurs, le prurit se calma de plus en plus, et cessa entièrement; le sommeil revint; les boutons disparurent après s'être souvent renouvelés; les fonctions digestives se rétablirent chez la petite malade, et cette amélioration amena avec elle la gaieté, la fraîcheur, et surtout un embonpoint qu'elle n'avait pas encore présenté. Cette enfant reçut tous les jours deux bains de vapeurs, et au lieu d'en être affaiblie, sa santé se fortifia chaque jour davantage. Trente bains suffirent à sa guérison. Vingt-cinq bains de vapeurs sulfureuses, donnés en même temps à la mère, sans interruption, la délivrèrent aussi de sa maladie (1).

5. — Dartre écailleuse, sèche, occupant le cuir chevelu, guérie après neuf bains de vapeurs.

Un propriétaire, âgée de 40 ans, du département de l'Ariége, était depuis longtemps affecté d'une dartre écailleuse, qui occupait toute la peau du crâne et occasionnait de vives démangeaisons. Sa santé était profondément altérée par cette maladie, qui avait donné lieu à la chute d'une grande quantité de cheveux. Après avoir été traité infructueusement par les remèdes ordinaires, le malade se transporta, en octobre, dans mon établissement pour y recevoir mes soins. Je lui prescrivis les bains de vapeurs hydro-sulfureuses, et, après le neuvième bain, on ne vit plus aucune trace de cette affection.

6. — Dartres écailleuses, très-anciennes, fixées aux deux mains, guéries après dix bains partiels de vapeurs émollientes et sulfureuses.

M. le baron*** était affecté, depuis plusieurs années, de dartres écailleuses, sèches, fixées à la paume des deux mains, et accompagnées d'un prurit presque continuel qui donnait une intensité toujours croissante à cette maladie. La peau en cet endroit était fendillée et dure. Après avoir mis inutilement en usage tous les remèdes ordinaires, M. le baron*** fut envoyé, en avril, dans mon établissement, où je lui fis prendre, chaque jour, un bain local d'eau émol-

---

(1) Mme*** ne cessa pas d'allaiter son enfant, pendant et après l'usage des bains de vapeurs, et quoiqu'elle suât assez abondamment chaque jour, la quantité du lait n'en fut pas diminuée ; au contraire, les vapeurs sulfureuses, en excitant les seins, augmentèrent beaucoup la sécrétion de ce liquide, surtout pendant que la malade était exposée à leur action : alors les seins coulaient par jets. Les médecins physiologistes seuls ne seront point surpris de ce phénomène.

liente et un bain de vapeurs sulfureuses alternativement, ce qui suffit, dans l'espace de dix jours, pour faire disparaître le prurit et rendre la peau aussi unie et aussi souple qu'avant la maladie.

7. — Dartre écailleuse générale, très-ancienne, guérie après dix-huit bains de vapeurs.

Une demoiselle, âgée de 28 ans, du département du Tarn, était atteinte, depuis sa plus tendre enfance, d'une dartre écailleuse, qui occupait toute la surface de la peau et s'accompagnait d'un prurit presque continuel. La malade avait épuisé tous les secours ordinaires de la médecine, y compris les bains des eaux sulfureuses des Pyrénées, dont elle avait fait usage pendant plusieurs années consécutives, sans en avoir obtenu aucun fruit. Elle fut envoyée en dernière ressource dans mon établissement, en mai, pour y prendre les bains de vapeurs hydro-sulfureuses. Pendant l'usage de ces bains, administrés au nombre de deux chaque jour, les écailles tombèrent et se renouvelèrent successivement pour tomber encore et ne plus reparaître; en même temps le prurit s'apaisa et disparut, et la peau présenta, après neuf jours, tous les signes de la guérison, qui s'est opérée sans aucun autre traitement.

8. — Dartre écailleuse générale, très-invétérée, guérie après vingt bains de vapeurs.

Un cultivateur, âgé de 45 ans, du département du Gers, était atteint, depuis plusieurs années, d'une dartre écailleuse, qui occupait toute la surface du corps et s'accompagnait d'un prurit incessant, fort incommode, qui avait enlevé depuis longtemps le sommeil, troublé les digestions et occasionné un amaigrissement considérable. Le corps du malade était hideux, et il lui suffisait de pratiquer avec la main de légères frictions sur sa peau pour en faire détacher une quan-

tité très-considérable de larges écailles, qui avaient beaucoup
de ressemblance, pour la couleur, pour la forme et pour la
densité, à celles des poissons. C'est dans cet état que ce mal-
heureux fut envoyé, pendant le mois de décembre, dans
mon établissement, après avoir subi plusieurs traitements
sans aucun succès. Je fis administrer au malade les bains de
vapeurs hydro-sulfureuses, et après un petit nombre de ces
bains, la desquamation se fit généralement, le prurit se
calma, la peau se couvrit de nouvelles écailles plus minces
et plus petites, qui tombèrent à leur tour pour faire place
à de nouvelles écailles de plus en plus petites et transpa-
rentes. Enfin, après le vingtième bain de vapeurs, la peau
ne présentait plus aucune écaille ; elle était unie, ferme,
quoique souple, et tout annonçait une solide guérison, qui
ne s'est pas démentie.

**9. — Dartres croûteuses, sèches, répandues sur toute
la surface de la peau, guéries après vingt bains de
vapeurs.**

Un propriétaire cultivateur, âgé de 36 ans, habitant aux
environs de Toulouse, était affecté depuis plusieurs mois de
dartres croûteuses, rondes, de diverses grandeurs, situées
dans toutes les parties du corps, particulièrement aux jambes, aux cuisses et aux bras, ce qui donnait à la peau un aspect tigré. Ce malade avait déjà subi plusieurs traitements
sans succès, lorsqu'il fut envoyé, en juin, dans mon établissement, où je lui fis prendre les bains de vapeurs hydro-sulfureuses. Pendant l'usage de ces bains, les démangeaisons qui
étaient intolérables, s'apaisèrent de jour en jour, et ensuite
ne se firent plus ressentir ; successivement les plaques dartreuses prirent un meilleur aspect, les croûtes se détachèrent, l'épiderme se renouvela, et enfin la guérison fut com-
plète après le vingtième bain de vapeurs.

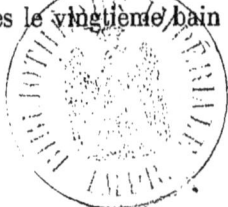

2

**10. — Dartres croûteuses, humides, répandues sur toute
la surface du corps et particulièrement au visage, guéries
après dix bains de vapeurs hydro-sulfureuses.**

Une dame, âgée de 50 ans, était tourmentée depuis longtemps par une affection dartreuse grave, laquelle, bornée
d'abord à la partie antérieure du cou, avait gagné peu à peu
toute l'étendue de la peau, et surtout le visage, qui était entièrement couvert par des plaques croûteuses humides. C'est
dans cet état que la malade fut envoyée, en avril, dans
mon établissement, après avoir employé sans aucun fruit un
grand nombre de remèdes. Pendant l'usage des bains de vapeurs hydro-sulfureuses, les démangeaisons, qui étaient in-
supportables, s'apaisèrent de plus en plus; la suppuration
diminua en proportion, enfin, les croûtes séchèrent et se
détachèrent ensuite successivement pour ne plus reparaître.
Plusieurs années se sont écoulées depuis la guérison, et il
n'y a pas eu de rechute.

**11. — Dartres croûteuses, humides, occupant le crâne, les
oreilles, une partie du cou, du corps et des membres,
guéries après dix-neuf bains de vapeurs hydro-sulfa-
reuses.**

Une demoiselle, âgée de 26 ans, du département de
l'Ariége, était affectée depuis longtemps d'une maladie dartreuse, qui occupait la totalité du cuir chevelu, les oreilles,
une partie du cou, la poitrine, le bas-ventre, etc., laquelle
avait résisté à divers traitements appropriés. Cette demoiselle avait perdu le sommeil, l'appétit, l'embonpoint et la
fraîcheur, à cause du prurit insupportable dont elle était
tourmentée, surtout pendant la nuit; et la crainte de ne pou-
voir guérir de cette horrible maladie l'avait plongée dans
une tristesse habituelle. C'est dans cet état que la malade
fut envoyée, en mai, dans mon établissement, pour y prendre

les bains de vapeurs hydro-sulfureuses. Ces moyens ne tardèrent pas à produire leurs effets accoutumés. Les démangeaisons s'apaisèrent en peu de temps ; les plaques ulcérées
fournirent d'abord une suppuration fétide très-abondante,
laquelle diminua ensuite par degrés et finit par cesser entièrement. Le sommeil, l'appétit, l'embonpoint, la fraîcheur et
la gaieté revinrent successivement, à mesure des progrès de
la guérison, et la jeune demoiselle partit de Toulouse parfaitement guérie, après avoir pris seulement dix-neuf bains
de vapeurs. Il n'y a pas eu de rechute.

**12. — Dartres croûteuses très-anciennes, situées aux bras,
aux jambes et à la tête, guéries après dix-huit bains de
vapeurs hydro-sulfureuses.**

Une jeune femme, ménagère, domiciliée dans le département de Tarn-et-Garonne, était affectée depuis longtemps
de dartres croûteuses très-larges, qui occupaient les bras, les
jambes et toute la peau du crâne. Un prurit très-intense
tourmentait presque continuellement la malade et l'empêchait de goûter un moment de repos. Un grand nombre de
remèdes ayant été tour à tour administrés sans succès, cette
femme fut envoyée, en avril, dans mon établissement, pour
y prendre les bains de vapeurs. Elle ne tarda pas longtemps
à en éprouver de bons effets : après le quatrième bain, il y
eut une amélioration générale très-remarquable ; elle augmenta graduellement, et après le dix-huitième bain de
vapeurs, les dartres avaient entièrement disparu, et la peau
présentait seulement quelques légères rougeurs qui indi-
quaient les traces de cette ancienne et grave maladie.

**13. — Dartre pustuleuse et tuberculeuse, fixée sur les
parties latérales du menton, guérie après trente bains
de vapeurs sulfureuses.**

Un propriétaire cultivateur, âgé de 46 ans, était atteint

depuis plusieurs mois d'une dartre pustuleuse, fixée sur les côtés et au-dessous du menton, présentant aussi un certain nombre de tubercules suppurants, durs, larges à leur base, du volume de grosses noisettes, qui donnaient à la figure du malade un aspect repoussant. Cette dartre avait été traitée par des remèdes pris intérieurement et des applications locales, sans aucun succès, lorsque le malade vint, en mars, dans mon établissement pour y recevoir mes soins. Je lui fis prendre un bain de vapeurs sulfureuses, matin et soir, pendant les quatre premiers jours, ensuite un tous les jours, et enfin un seulement chaque deux jours. Pendant ce traitement, la suppuration des pustules augmenta d'abord considérablement et diminua ensuite graduellement ; plus tard, les pustules séchèrent, les tubercules diminuèrent de jour en jour, et enfin, après le trentième bain de vapeurs, on ne voyait plus sur la peau que les marques des places que les dartres avaient occupées. Il n'y a pas eu de rechute.

14. — Dartres croûteuses brunâtres, très-intenses et très-opiniâtres, situées aux seins, au bas-ventre et à la partie interne des cuisses, guéries après huit bains de vapeurs.

Une fille, fortement constituée, âgée de 35 ans, était atteinte depuis plusieurs mois d'une dartre croûteuse brunâtre, fixée aux seins, au bas-ventre et à la partie supérieure et interne des cuisses, accompagnée d'un prurit presque continuel, insupportable, qui avait altéré notablement la santé. Les bains émollients de toute espèce, deux saignées générales, les pommades camphrées, les lotions réfrigérantes, les bains alcalins, etc., rien n'avait pu, m'écrivait le médecin ordinaire de la malade, calmer l'irritation et les démangeaisons, et il n'avait plus d'espoir que dans l'administration des bains de vapeurs. La confiance de mon confrère ne fut pas trompée. Sa cliente ayant été envoyée dans mon établissement, le 7 juin, je lui fis administrer, le même jour et chaque jour suivant, jusqu'au 14 du même mois, un bain de vapeurs hydro-sulfureuses. Les effets de ces bains furent tels que pendant leur emploi la guérison marcha, pour ainsi dire, à vue d'œil ; après le huitième bain de vapeurs, elle était parfaite. Il n'y a pas eu de rechute.

CONCLUSION.

Après l'examen sérieux des observations rapportées dans cette notice, soit relativement aux affections rhumatismales, soit pour ce qui concerne les maladies dartreuses, on doit raisonnablement tirer la conclusion suivante, savoir :

1° Que puisque les affections rhumatismales ou dartreuses, après avoir résisté aux traitements ordinaires de la médecine, longtemps continués, ont guéri en très-peu de jours par l'usage méthodique et exclusif des bains et douches de vapeurs, on doit, dans tous les cas et dès le début de ces affections, donner la préférence à ce genre de médication, qui a le triple avantage d'être plus sûr, plus expéditif et plus économique que tous les autres traitements connus jusqu'à ce jour ;

2° Que puisqu'il est incontestablement prouvé aujourd'hui que les malades atteints d'affections dartreuses ou rhumatismales peuvent être parfaitement guéris, en toute saison, par l'usage exclusif des bains de vapeurs établis dans les grandes villes, il n'est pas nécessaire d'ajourner leur traitement et ensuite de leur faire quitter leurs affaires, leur famille, pour exécuter des voyages très-coûteux, afin d'aller prendre les bains d'eaux minérales et thermales naturelles, soit aux Pyrénées ou ailleurs, dans l'espoir, le plus souvent chimérique, d'y recouvrer la santé.

III. — EFFETS PHYSIOLOGIQUES ET PROPRIÉTÉS MÉDICINALES

DES BAINS ET DOUCHES DE VAPEURS.

Afin que les médecins puissent se rendre compte des succès presque constants obtenus par les bains et les douches de vapeurs contre les affections dartreuses et rhumatismales chroniques, alors même que ces maladies ont résisté à tous les traitements ordinaires dirigés d'ailleurs par d'habiles praticiens, il suffira de leur faire connaître ces agents médicinaux et les phénomènes physiologiques qu'ils produisent constamment dans les fonctions de l'organisme pendant la durée de leur action, car la valeur thérapeutique d'un remède doit être jugée surtout d'après l'analyse de ses effets physiologiques.

Le BAIN DE VAPEURS n'est autre chose qu'une atmosphère concentrée de vapeurs, simples ou composées, ordinairement humide, entretenue à la température de 35 à 36 degrés (thermomètre de Réaumur), ou 46 degrés (thermomètre centigrade), dans laquelle le corps entièrement nu du malade reste plongé, sauf la tête, pendant environ demi-heure (1).

Les phénomènes auxquels le bain de vapeurs donne naissance, quand il est bien administré, sont les suivants, et se présentent successivement dans l'ordre ci-après : sensation à la peau d'une chaleur modérée, agréable, qui pénètre peu à peu tout le corps, le dilate et fait éprouver un sentiment général et continuel de bien-être ; moiteur légère,

(1) Pendant l'hiver, la température du bain de vapeurs entier doit s'élever de 2 à 4 degrés environ de plus qu'en été.

Le demi-bain de vapeurs exige 4 à 6 degrés de plus que le bain entier et doit durer de 40 à 45 minutes.

Le bain de vapeurs partiel, des jambes ou d'un bras, demande une température de 60 à 65 degrés et doit durer $3/4$ d'heure environ.

accélération du pouls, qui devient plein, ondulant et s'élève graduellement jusqu'à 90 à 100 pulsations par minute ; sueur augmentant par degrés, accompagnée d'une légère rubéfaction de la peau, mais sans aucune souffrance ; rougeur légère de la face, laquelle se couvre aussi de sueur.

Durant le séjour dans le lit de repos, un peu chaud, où le malade se couche après être sorti du bain de vapeur, la sueur continue, mais en diminuant par degrés. La chaleur, l'accélération du pouls et les autres phénomènes mentionnés suivent la même décroissance successive ; enfin, une heure environ après le bain, tout est rentré dans l'état normal, et le malade se trouve alors ordinairement plus léger et plus dispos qu'avant de commencer l'opération.

D'après ce qui précède, il est évident que le bain de vapeurs agit d'abord sur la peau en l'excitant d'une manière soutenue et graduée, et que cette excitation se transmet ensuite sympathiquement à toutes les fonctions de l'économie animale, d'où naît une sorte de *fièvre artificielle générale*, modérée et passagère, accompagnée de sueur, qui est très-favorable à la guérison des affections rhumatismales chroniques et des maladies dartreuses.

Quant aux maladies dartreuses en particulier, l'expérience m'a montré que l'excitation cutanée, produite par le bain de vapeur, a la puissance de déterminer dans les tissus affectés un travail organique, dépuratif et résolutif très-avantageux, qu'aucun remède, pris par les voies digestives, ne pourrait produire au même degré. C'est ce qui assure désormais au bain de vapeurs une supériorité incontestable sur toutes les médications internes, dans le traitement des maladies de la peau.

Pendant la DOUCHE DE VAPEURS, une partie très-bornée du corps du malade est exposée à l'action d'un jet de vapeur humide, continu, dont la température, à la sortie du tube, a près de 80 degrés (thermomètre de Réaumur), ou près de 100 degrés (thermomètre centigrade) et va en diminuant à mesure que l'on s'éloigne de cet orifice. Ainsi, avec cet agent, il est possible de produire à volonté, sur la peau, tous les degrés de l'excitation, depuis la plus légère rubéfaction jusqu'à la cautérisation, et d'agir de proche en proche jusque dans la profondeur des organes sous-cutanés, où la douche de vapeur produit, après 20 à 30 minutes d'action, une sorte de *fièvre organique locale*, temporaire, qui procure ordinairement et en peu de temps la résolution des engorgements lymphatiques chroniques et la guérison des névralgies rhumatismales.

Indépendamment des propriétés curatives certaines que les bains et les douches de vapeurs possèdent contre les affections rhumatismales et dartreuses, ces agents thérapeutiques peuvent aussi être très-avantageux dans d'autres maladies chroniques, où il convient de produire une sorte de fièvre artificielle, passagère, soit pour exciter les fonctions de la transpiration cutanée ou celles du système absorbant dans les grandes cavités du corps, soit pour modifier l'état pathologique de certains organes, afin de les ramener par degrés à leur état normal.

Enfin, les bains de vapeurs servent aussi très-utilement l'art de guérir en permettant d'introduire dans la circulation, par les voies de l'absorption cutanée, sous la forme de vapeur, des médicaments spécifiques très-actifs que l'on ne pourrait administrer intérieurement, ou que les voies digestives ne seraient plus en état de recevoir sans danger.

Les observations suivantes viennent à l'appui de mes assertions.

1. — Catarrhe pulmonaire chronique, guéri après quatre bains de vapeurs sudorifiques.

Un ouvrier serrurier, âgé de 24 ans, contracta, dans le mois de janvier, un rhume fort intense, à la suite d'un refroidissement pendant que le corps était en sueur. La toux était fréquente et caverneuse, l'expectoration difficile, la peau très-sèche, le sommeil et l'appétit étaient perdus et la santé se trouvait profondément altérée. Le malade était dans cet état lorsqu'il vint réclamer mes soins, après avoir inutilement employé les boissons adoucissantes, le lait et plusieurs remèdes appropriés. Persuadé que le rétablissement des fonctions de la transpiration devait amener un changement favorable chez ce jeune homme, je lui prescrivis les bains de vapeurs sudorifiques, qui lui furent administrés, en février, dans mon établissement. Après le premier bain, lequel produisit une sueur abondante, d'une odeur très-aigre, la toux se modéra considérablement, le malade dormit plusieurs heures d'un sommeil très-calme, la nuit suivante fut bonne. Après le second bain, l'amélioration fut encore plus grande, et après le quatrième bain de vapeurs, la toux cessa entièrement, la peau reprit sa moiteur habituelle et la santé se rétablit promptement.

2. — Maladie vénérienne constitutionnelle, compliquée d'un engorgement chronique des glandes des aines, guérie après trente-quatre bains de vapeurs mercurielles ou douches de vapeurs aromatiques.

Un propriétaire, âgé de 45 ans, était atteint, depuis plusieurs années, d'une maladie vénérienne qui s'était manifestée par deux bubons aux glandes des aines. Ces symptômes se terminèrent par induration, malgré les traitements rationnels locaux et généraux que le malade avait subis à différentes reprises, et la santé de ce dernier s'altéra profondément, soit à cause de l'usage prolongé des remèdes, soit par l'effet de la persistance du mal. Connaissant l'efficacité des bains de vapeurs mercurielles contre les affections syphilitiques anciennes, ainsi que l'action puissamment résolutive des douches de vapeur dans les engorgements chroniques des glandes sous-cutanées, le médecin ordinaire de ce pro-

priétaire envoya celui-ci, en février, dans mon établissement pour y être traité par ces moyens. Après les premiers
bains et douches de vapeurs, administrés alternativement
chaque jour sans interruption, le malade observa une amélioration notable dans l'état de sa santé, en général, ainsi
que dans les tumeurs des aines, dont le volume diminua
chaque jour davantage. Cette amélioration augmenta de plus
en plus, sous ces deux rapports, au fur et à mesure de l'emploi des bains et douches de vapeurs ; enfin, après le trente-
quatrième jour de son traitement le malade avait recouvré sa
santé, et les aines ne présentaient aucune trace d'engorgement.

**3. — Maladie vénérienne ancienne, compliquée d'exostose
à la jambe et de chancres à l'arrière-bouche, guérie après
vingt-six bains de vapeurs mercurielles (1).**

Un ancien militaire fut atteint, à la suite de plusieurs affections vénériennes, traitées incomplétement, d'une exostose très-volumineuse à la jambe droite, accompagnée
d'ulcérations dans l'arrière-bouche. Ces symptômes existaient
depuis quatre mois environ, et avaient résisté à plusieurs traitements ordinaires, lorsque le médecin du malade, prenant
en considération l'altération profonde de la santé de ce militaire, et craignant qu'un plus long usage des remèdes pris
à l'intérieur n'aggravât son état, l'envoya, en octobre, dans
mon établissement pour y prendre les bains de vapeurs
mercurielles. Après l'administration des premiers bains,
nous observâmes une amélioration notable sous tous les rapports. Après le dixième bain de vapeurs, l'exostose avait
perdu un quart de son volume, et les chancres de la bouche

---

(1) Dans les maladies vénériennes constitutionnelles, beaucoup de médecins
emploient souvent avec succès les bains de vapeurs comme sudorifiques et dépuratifs, qu'ils associent à l'usage interne de l'iodure de potassium, ou seulement
les bains de vapeurs mercurielles.

tendaient à la cicatrisation. Enfin , après le vingt-sixième bain de vapeurs mercurielles , l'exostose avait disparu , les chancres étaient entièrement cicatrisés , et la santé du sujet se trouvait dans un état très-satisfaisant , indice certain du retour de la santé.

4 — Engorgement très-ancien du testicule, guéri après douze douches de vapeurs aromatiques.

M.***, âgé de 45 ans , présentait un engorgement indolent très-considérable au testicule droit , survenu depuis plusieurs années à la suite d'un écoulement du canal de l'urètre. Cette maladie, après avoir été combattue sans succès par les cataplasmes , les frictions mercurielles , les emplâtres fondants , etc. , fut négligée , et enfin abandonnée aux ressources de la nature. Cependant , après un certain temps , l'engorgement , au lieu d'avoir diminué , ayant au contraire augmenté de volume , le malade vint , au mois de juin , d'après les conseils de son médecin, dans mon établissement, pour y recevoir les douches de vapeurs , ce moyen étant considéré aujourd'hui par tous les praticiens instruits comme le plus puissant résolutif connu. Dans ce cas , ces douches agirent avec une si grande efficacité qu'après l'espace de huit jours, le testicule était revenu à son volume naturel. Aujourd'hui il n'existe presque aucune trace de cette maladie.

5. — Hydropisie du ventre, guérie après dix bains de vapeurs aromatiques.

Une femme, âgée de 40 ans environ , ménagère, domiciliée dans le département de la Haute-Garonne , était atteinte depuis plusieurs mois d'une hydropisie du ventre , sans fièvre, accompagnée d'une grande sécheresse de la peau, laquelle semblait avoir perdu totalement la faculté de transpirer. La malade avait été opérée plusieurs fois , mais l'hydropisie avait reparu peu de temps après chaque opération. Ayant été consulté dans ce cas, je crus reconnaître que cette hydropisie ne se rattachait à aucune affection organique interne. En conséquence, je conseillai l'usage des bains de vapeurs légèrement aromatiques, dans le but de rétablir les fonctions de la peau, de provoquer une transpiration abondante et d'exciter les fonctions du système absorbant. Ma prescription fut exécutée dans le mois de novembre. Après les trois premiers bains de vapeurs, qui donnèrent lieu chaque fois à une sueur très-considérable, la malade s'aperçut d'une diminution notable dans le volume du ventre ; en même temps la sécrétion de l'urine devint plus abondante. Les bains suivants furent accompagnés d'une amélioration de plus en plus sensible, et enfin, après le dixième bain de vapeurs, le ventre avait repris son volume naturel, la peau son humidité et son élasticité ordinaires, et la sécrétion de l'urine se faisait comme avant la maladie. Cependant je crus devoir alors conseiller à cette femme un décigramme de poudre de feuilles de digitale, matin et soir, pendant quinze jours, et l'adoption définitive d'une camisole de flanelle sur la peau, afin d'empêcher les rechutes, prescription qui a consolidé la guérison.

6. — Dépôts laiteux, guéris après huit bains de vapeurs sudorifiques.

Une dame, nourrice, âgée de 25 ans, d'un tempérament lymphatique, était atteinte, depuis la mort de son enfant, survenue trois mois après l'accouchement, de plusieurs dépôts laiteux qui s'étaient ouverts sur les seins, et desquels il ne cessait de couler avec abondance une humeur séreuse et blanchâtre, que divers remèdes anti-laiteux n'avaient pu tarir. Cette dame vint dans cet état, en décembre, d'après les conseils de son médecin, à mon établissement pour prendre les bains de vapeurs sudorifiques. La malade ne tarda pas à en obtenir de bons effets. Huit de ces bains suffirent

pour amener la suppression des écoulements laiteux et ensuite la cicatrisation des ulcères.

7. — Taches hépatiques répandues sur la peau, guéries après seize bains de vapeurs hydro-sulfureuses.

Une demoiselle, âgée de 23 ans, était atteinte depuis plusieurs années d'un nombre considérable de taches jaunâtres
répandues sur la peau du cou, de la poitrine, du ventre et
des cuisses, contre lesquelles elle avait employé sans succès
un grand nombre de remèdes. A cela se joignait une altération des fonctions digestives, qui avait occasionné une maigreur assez considérable. La malade était dans cet état, après
avoir inutilement subi plusieurs traitements dépuratifs, lorsqu'elle fut envoyée, en avril, dans mon établissement pour
y prendre les bains de vapeurs hydro-sulfureuses. Ces
moyens ne tardèrent pas à produire de bons effets. Dès les
premiers bains, les taches pâlirent et la digestion fut plus
facile ; après le seizième bain de vapeurs, on ne vit plus aucune trace de la maladie, et l'estomac remplit très-bien toutes ses fonctions.

8. — Ophthalmie chronique, rebelle, guérie après quatorze bains de vapeurs hydro-sulfureuses.

Un abbé, âgé de 18 ans, d'un tempérament très-lympha-
tique, était atteint pour la sixième fois, depuis six ans, d'une
ophthalmie qui attaquait les deux yeux, et s'accompagnait
souvent d'une abondante éruption de boutons prurigineux.
Cette affection s'était manifestée à la suite d'une gale que le
malade avait contractée dans son enfance, et dont il n'avait
pas été complétement guéri. M. l'abbé avait été forcé de
suspendre ses études à cause des douleurs qu'il ressentait
pendant la lecture, et son sommeil était habituellement in-
terrompu par de vives démangeaisons. Ce malade fut envoyé,
en décembre, dans mon établissement pour y prendre les

bains de vapeurs, après avoir vainement employé plusieurs autres remèdes. Quatorze bains de vapeurs hydro-sulfureuses, pris sans interruption, ont opéré la cure de cette maladie, qui ne s'est plus renouvelée.

9. — Engorgement lymphatique indolent du genou, guéri après douze bains ou douches de vapeurs hydro-sulfureuses.

Une femme, âgée de 50 ans, était atteinte depuis plusieurs mois d'un engorgement lymphatique très-considérable au genou droit, enveloppant toute l'articulation, laquelle offrait un volume double de celui qu'elle avait dans l'état naturel. Le membre était constamment dans une demi-flexion, et le genou ne pouvait exécuter aucun mouvement. Après avoir inutilement employé les sangsues, les cataplasmes, les liniments excitants, etc., la malade fut envoyée, en octobre, dans mon établissement pour y prendre les bains de vapeurs. Six bains partiels et six douches de vapeurs hydro-sulfureuses, pris alternativement, suffirent pour faire disparaître l'engorgement et rétablir tous les mouvements de l'articulation.

10 — Incontinence d'urine, combattue avec succès par dix douches de vapeurs aromatiques.

Un monsieur, âgé de 50 ans, éprouvait depuis longtemps une incontinence d'urine contre laquelle une foule de remèdes avaient échoué. L'urine continuait à couler involontairement presque à tout instant, ce qui forçait le malade à vivre dans l'isolement. Alors un second médecin fut consulté, et celui-ci n'ayant vu dans cette affection qu'un relâchement des muscles de la vessie, qui pouvait être combattu avec fruit par l'application des stimulants sur le périnée, envoya le malade dans mon établissement, en septembre, pour recevoir les douches de vapeurs aromatiques sur cette partie. Après la première douche, il y eut une amélioration si considérable que la vessie conserva l'urine pendant plusieurs heures. Les douches suivantes produisirent des effets aussi avantageux, et, après avoir reçu dix douches de vapeurs, le malade se trouva dans un état tellement satisfaisant qu'il pensa, avec raison, avoir trouvé dans les douches de vapeurs un moyen assuré pour obtenir sa guérison.

11. — Ulcère chronique à la jambe, guéri après vingt-deux bains partiels de vapeurs hydro-sulfureuses.

Un ancien cultivateur, des environs de Toulouse, âgé de 60 ans environ, était atteint depuis plusieurs années d'un ulcère à la partie externe de la jambe droite, qui, après avoir été combattu par une foule de remèdes externes peu rationnels ou même tout à fait impropres, s'irrita et s'élargit considérablement. Lorsque le malade vint, en février, demander les secours de mon établissement, cet ulcère égalait la grandeur de la paume de la main ; il présentait un aspect d'un rouge brunâtre, et fournissait chaque jour une suppuration, de couleur lie de vin, abondante et fétide. Après avoir calmé l'irritation de la surface ulcérée par les cataplasmes émollients, je fis administrer les bains partiels de vapeurs simples et hydro-sulfureuses alternativement. Sous l'influence de ce seul traitement, la suppuration ainsi que l'ulcère s'améliorèrent en peu de jours, ensuite la cicatrisation commença à se faire, et après le vingt-deuxième bain de vapeurs elle était entièrement terminée et présentait tous les signes d'une bonne nature.

OBSERVATION IMPORTANTE.

En terminant cette notice, je dois faire observer que le jugement que j'ai porté sur les effets physiologiques et pathogéniques des bains et des douches de vapeurs et sur les vertus curatives de ces puissants agents médicinaux, dans le traitement des rhumatismes musculaires ou articulaires chroniques, des névralgies rhumatismales, des affections dartreuses et de plusieurs autres genres de maladies, dont je n'ai publié que quelques exemples , est basé sur une observation pratique de chaque jour , faite depuis l'année 1818 , époque de la fondation de mon établissement , jusqu'à l'année actuelle 1862, c'est-à-dire sur une expérience de plus de quarante-quatre années consécutives.

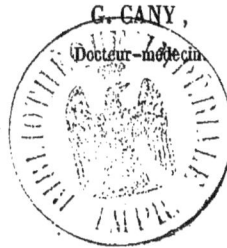

G. CANY ,
Docteur-médecin.

Toulouse. — Imprimerie de A. CHAUVIN, rue Mirepoix, 3.

TABLE DES MATIÈRES.

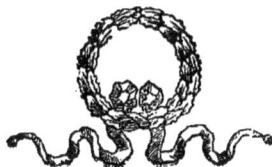